AF533649

Klaus G. Lieg

Die 7 Säulen der Resilienz

Hinweis

Weder der Verlag noch der Autor übernehmen eine Haftung für eventuelle Nachteile oder auftretende Schäden durch die Übungen und Hinweise in diesem Buch. Alle Übungen und Hinweise sind nach bestem Wissen und Gewissen erarbeitet worden und ersetzen nicht die Behandlung oder Beratung bei einem Arzt, Therapeuten oder Heilpraktiker!

Klaus G. Lieg

Die 7 Säulen der Resilienz

Mit ätherischen Ölen das Immunsystem der Seele stärken

SILBERSCHNUR VERLAG

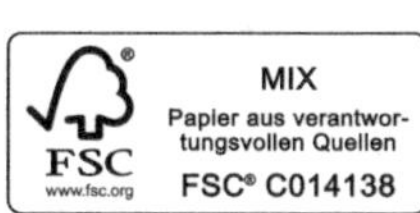

ISBN: 978-3-89845-665-4
1. Auflage 2020

Gestaltung & Satz: XPresentation, Güllesheim
Umschlaggestaltung: XPresentation, Güllesheim; unter Verwendung eines Motivs von © 3ab2ou | Designed by Freepik
Druck: Finidr, s.r.o. Cesky Tesin

Verlag »Die Silberschnur« GmbH · Steinstr. 1 · 56593 Güllesheim
www.silberschnur.de · E-Mail: info@silberschnur.de

INHALT

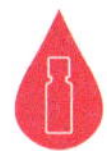

Die Resilienz stärken mit ätherischen Ölen

Es ist eine Frage, die ich oft höre: »Kann ich meine Resilienz stärken mit ätherischen Ölen? Das geht?« Die Antwort ist: »Ja!« – Man kann seine psychische Widerstandsfähigkeit auf ganz einfache Weise mit der Kraft der ätherischen Öle stärken.

Wie? Dazu kommen wir gleich. Zunächst möchte ich Ihnen die zwei Säulen, auf denen das Buch aufbaut, Resilienz und ätherische Öle, etwas näherbringen.

Resilienz: Unser seelisches Immunsystem

Das Wort Resilienz kommt aus dem Lateinischen, dort bedeutet »resilire« so viel wie »zurückspringen oder abprallen«. Auf uns Menschen bezogen und in der Psychologie bedeutet es Widerstandsfähigkeit, Belastbarkeit und innere Stärke. Gemeint ist die Fähigkeit, Krisen zu bewältigen und sie durch Rückgriff auf persönliche und sozial vermittelte Ressourcen als Anlass für Entwicklungen zu nutzen. Ganz allgemein betrachtet ist Resilienz die Fähigkeit von Menschen, auf wechselnde Lebenssituationen und Anforderungen flexibel und angemessen zu reagieren und stressreiche, frustrierende, schwierige und belastende Situationen ohne psychische Folgeschäden zu meistern.

Dank der Resilienz hält der Mensch einiges aus: Schicksalsschläge, Krankheiten, schwere Krisen, Folter, Missbrauch und auch persönliche Katastrophen, wie den Verlust der Arbeit oder – schlimmer – den eines geliebten Menschen.

Vor allem im therapeutischen Kontext wird verstärkt Wert daraufgelegt, die Resilienz zu stärken und auszubilden und damit psychischen Störungen sowie anderen persönlichen Hindernissen und Problemen vorzubeugen. Individuelle Unterschiede in der Resilienz können dann erklären, warum es bei manchen Menschen trotz vergleichbarer Belastung nicht zu solchen Folgen kommt.

Resilienz ist vergleichbar mit unserem Immunsystem, dass unseren Körper vor Krankheitserregern wie Bakterien, Viren, Pilzen, Parasiten oder anderen körperfremden Stoffen schützt. Resilienz steht also für das Immunsystem unserer Psyche und unserer Seele, das uns beim Umgang mit Belastungen, Stress, neuen Lebenssituationen und Krisen unterstützt.

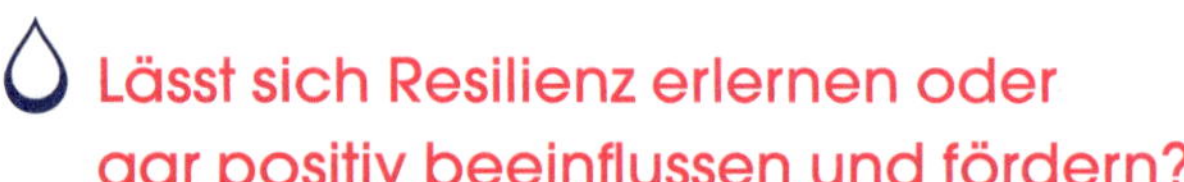

Lässt sich Resilienz erlernen oder gar positiv beeinflussen und fördern?

In vielen Trainings und Kursen sprechen die Fachleute zum Thema Resilienz von einem »Schutzschild«, doch solch ein Schutzschild kann durch zu viel Belastung kaputtgehen oder stark angriffen werden. Deshalb sehe ich das

Thema Resilienz als etwas Aktives, soll heißen ich muss immer wieder überprüfen, ob noch alles okay ist oder ob ich an der ein oder anderen Stelle aktiv werden muss, damit meine Resilienz gestärkt bleibt.

Resilient ist nicht der, der sich nicht berühren lässt von extremen Situationen und Lebensumständen, sondern der, dem es gelingt, in allem Übel auch noch ein Körnchen Gutes zu finden, der, dessen neuronales Belohnungssystem auch in stressigen und belastenden Situationen und Krisen noch aktiv ist. Solche Menschen glauben und wissen, dass sie selbst etwas bewirken können und tun das dann auch.

Es handelt sich um eine Form der Wahrnehmung – und die kann man erlernen, damit man schädliche Assoziationen und Glaubenssätze auflöst und sie durch neue positive ersetzt. Also, JA! Man kann Resilienz erlernen.

(Ausnehmen möchte ich hier allerdings alles, was mit Krankheiten zu tun hat, was nicht heißen soll, dass dabei positive Psychologie und Öle nicht auch unterstützend wirken können.)

Ätherische Öle: Natürliche Immunbooster

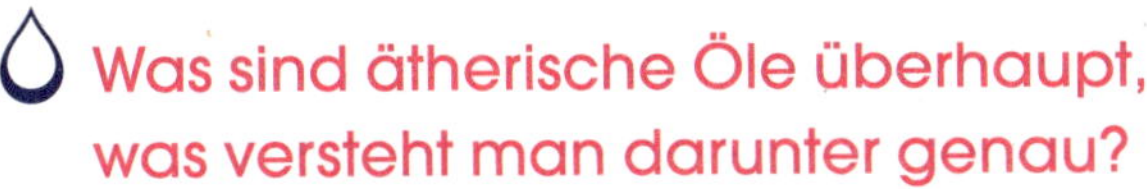

Was sind ätherische Öle überhaupt, was versteht man darunter genau?

Ätherische Öle sind weder ein neuer Trend noch Insider- oder Hipsterprodukte, sondern es sind natürliche, pflanzliche Produkte, die tief in den Traditionen verwurzelt sind, ätherische Öle wurden beispielsweise bereits in der Antike gewonnen und angewendet. Neben der Aromatherapie, bei religiösen Zeremonien oder für Schönheitsbehandlungen wurden sie auch zur Lebensmittelzubereitung verwendet.

Heute gibt zunehmend wissenschaftliche Erkenntnisse und Untersuchungen, die belegen, dass ätherische Öle in einer Vielzahl von alltäglichen Praktiken und Routinen wirksam und sicher eingesetzt werden können, um erstaunliche gesundheitliche Vorteile zu erzielen. Wir können ätherische Öle zum Kochen, zur Haushaltsreinigung, zur Körperpflege, zum Schlafen, zur Stärkung des Immunsystems, zur Steigerung der emotionalen Gesundheit, zur Gewichtskontrolle und für vieles mehr verwenden.

Doch um was handelt es sich bei ätherischen Ölen nun genau? Nun, ganz allgemein gesprochen sind es durch das mechanische Verfahren der Kaltpressung, durch Extraktion oder Wasserdampfdestillation gewonnene Stoffe von Pflanzen oder Pflanzenteilen. Denn in vielen Pflanzen – versteckt in Wurzeln, Samen, Blumen und Rinde – sind konzentrierte, hochwirksame natürliche Verbindungen, die ätherischen Öle. Sie verleihen einer Pflanze ihren Duft, schützen sie vor gefährlichen Umweltbedingungen, Fressfeinden und unterstützen sie unter anderem bei der Bestäubung. Durch die beschriebenen Verfahren können wir nun den Duft und das Aroma der Pflanze – oder besser gesagt ihre »Essenz« – einfangen. Ätherische Öle sind also die Essenzen einer Pflanze, ein Geschenk der Erde, damit du die Kraft der Natur in dein Zuhause bringen kannst. Einzigartige aromatische Verbindungen verleihen dabei jedem ätherischen Öl seine Charakteristik.

Verwende ätherische Öle, um dein Leben zu verändern und dir etwas Gutes zu gönnen. Viele der Produkte, die wir in unserem täglichen Leben verwenden, sind mit synthetischen Chemikalien verlängert und gefüllt. Diese unnatürlichen Produkte können unser Denken, Fühlen und Leben belasten und sogar negativ beeinflussen. Reine ätherische Öle bieten eine Alternative zu synthetischen Produkten, und ätherische Öle sind dabei sogar mehr als ein reines Naturprodukt. Jedes der ätherischen Öle hat einzigartige und zahlreiche Vorteile für Körper, Geist und Seele. Nutze also einfach die Kraft der Natur, die dich körperlich, geistig und emotional in deinem täglichen Leben unterstützen kann.

 Wie wirken ätherische Öle?

Ätherische Öle werden am häufigsten in der Aromatherapie verwendet, bei der sie auf verschiedene Weise inhaliert werden, entweder über das direkte Einatmen am Fläschchen oder mittels eines Diffusors.

Das Einatmen der Aromen von ätherischen Ölen kann Bereiche deines limbischen Systems stimulieren. Dies ist ein Teil deines Gehirns, der eine Rolle bei Emotionen, beim Verhalten oder beim Langzeitgedächtnis spielt. Interessanterweise ist das limbische System auch stark an der Bildung von Erinnerungen beteiligt, und dies kann teilweise erklären, warum vertraute Gerüche Erinnerungen oder Emotionen auslösen können. Das limbische System spielt auch eine Rolle bei der Steuerung verschiedener unbewusster physiologischer Funktionen wie Atmung, Herzfrequenz und Blutdruck. Daher behaupten manche Menschen, dass ätherische Öle einen physischen Effekt auf ihren Körper haben; dies muss jedoch noch in Studien bestätigt werden.

Ätherische Öle können auf verschiedene Art und Weise mit deinem Körper interagieren. Auch beim Auftragen auf die Haut werden die pflanzlichen Chemikalien absorbiert.

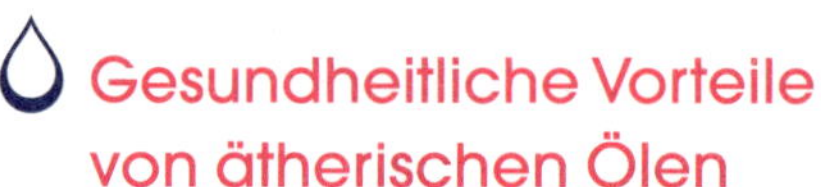

Gesundheitliche Vorteile von ätherischen Ölen

Im Folgenden habe ich ein paar Hinweise aufgelistet zu den häufigsten Gesundheitsproblemen, die mit ätherischen Ölen und Aromatherapie behandelt werden können, wie Stress und Angst. Schätzungen zufolge wenden über 50 Prozent der Menschen bei Stress und Angst eine alternative

Therapie zur Linderung ihrer Symptome an. In Bezug auf die Aromatherapie waren die ersten Studien recht positiv. Viele haben gezeigt, dass der Geruch einiger ätherischer Öle die herkömmliche Therapie zur Behandlung von Angstzuständen und Stress wirkungsvoll unterstützen kann.

In Persien wird seit Jahrhunderten eine Mischung aus Kamille und Sesamöl auf die Schläfen aufgetragen, um Kopfschmerzen und Migräne zu behandeln.

Die Mehrheit der Studien zeigt, dass der Geruch von Lavendelöl positive Auswirkungen auf den Schlaf hat, andere Öle, wie Weihrauch, konnten Entzündungen verringern und das Immunsystem stärken. Eine andere Studie ergab, dass die Einnahme einer Kombination von ätherischen Ölen aus Thymian und Oregano zum Nachlassen einer Colitis (chronisch-entzündliche Darmerkrankung) beitrug.

Wie man die richtigen ätherischen Öle auswählt

Die Qualität der ätherischen Öle auf dem Markt ist sehr unterschiedlich, es gibt reine ätherische Öle und aber leider auch solche, die mit weniger teuren Inhaltsstoffen verdünnt sind. Und weil es keine Vorschriften gibt, wird auf dem Etikett möglicherweise nicht einmal alles aufgeführt, was in der Flasche ist, die du kaufst. Viele Unternehmen behaupten zudem, dass ihre Öle »rein« oder »medizinisch« seien, doch diese Begriffe sind nicht allgemein definiert und haben daher nur eine geringe Bedeutung. Da es sich um Produkte einer nicht regulierten Industrie handelt, können Qualität und Zusammensetzung der ätherischen Öle stark variieren.

Beachte daher die folgenden Tipps, um nur hochwertige Öle zu erwerben:

Die Reinheit

Suche ein Öl aus, das nur aromatische Pflanzenstoffe ohne Zusätze oder synthetische Öle enthält. In reinen Ölen ist normalerweise der botanische Name der Pflanze (wie *Lavandula officinalis*) aufgeführt, nicht jedoch Begriffe wie »ätherisches Lavendelöl«.

Qualität

Echte ätherische Öle sind diejenigen, die durch den Extraktionsprozess am wenigsten verändert wurden. Wähle ein chemikalienfreies ätherisches Öl, das durch Destillation oder mechanisches Kaltpressen gewonnen wurde. Erwerbe am besten ein Öl einer Marke mit dem Ruf, qualitativ hochwertige Produkte herzustellen. Ich empfehle die Öle der Marke *Young Living*, da ich persönlich damit die besten Erfahrungen gemacht haben, aber das ist nur eine Empfehlung.

 Sicherheit und Nebenwirkungen

An dieser Stelle noch ein Wort zur Sicherheit und den möglichen Nebenwirkungen von ätherischen Ölen. Denn nur weil etwas natürlich ist, heißt das nicht, dass es sicher oder ohne Nebenwirkungen ist. Pflanzen enthalten viele bioaktive Verbindungen, die deiner Gesundheit schaden können, und ätherische Öle sind da nicht anders. Die meisten ätherischen Öle gelten jedoch als sicher, wenn sie eingeatmet oder mit einem Basis- oder Trägeröl kombiniert werden; phenolreiche Öle wie Zimt zum Beispiel können zu Hautreizungen führen und sollten nicht auf der Haut angewendet werden, ohne mit einem Basisöl oder Trägeröl verdünnt zu werden. Ätherische Öle aus Zitrusfrüchten können dagegen die Reaktion der

Haut auf Sonnenlicht verändern und können Hautirritationen verursachen.

Ätherische Öle können einige Nebenwirkungen verursachen, darunter Hautausschläge, Asthmaanfälle, Kopfschmerzen oder allergische Reaktionen. Also vor dem Auftragen auf die Haut immer zuerst an einer unauffälligen Stelle testen. Wie schon gesagt, können ätherische Öle aus Zitrusfrüchten (und ein paar anderen Pflanzen, siehe unten) bei direkter Sonnenbestrahlung – manche auch so (!) – Hautirritationen hervorrufen. Zu diesen sogenannten phototoxischen Ölen zählen die Öle aus Grapefruit, Zitrone, Bitterorange, Angelikawurzel, Limette, Bergamotte, Kreuzkümmel, Mandarinenblatt, Raute und Tagetes.

Generell gilt:

Die Einnahme von ätherischen Ölen ohne ärztliche oder therapeutische Anleitung oder Indikation wird nicht empfohlen, da bei unsachgemäßer Anwendung oder einer Überdosierung, die leicht erreicht wird, schwere Reizungen und Ähnliches die Folge sein können.

Bei Schwangerschaft, für Kinder und bei Epilepsie immer erst mit dem Arzt sprechen!

Wie kommen beide zusammen?

Für dieses Buch habe ich Übungen zu jedem einzelnen Resilienzfaktor mit den passenden ätherischen Ölen kombiniert, die die Erkenntnisse wunderbar unterstützen und jede Übung so noch effektiver machen.

Es gibt zwar eine Menge an wirklich guten Übungen zu jedem einzelnen Resilienzfaktor, ich beschränke mich jedoch auf jeweils eine einzige Übung pro Thema/Säule der Resilienz, um das Buch nicht zu verwässern und den Fokus nicht aus den Augen zu verlieren: die Kombination der Übungen mit den dazu passenden ätherischen Ölen.

Wenn du vorblätterst, wirst du dich vielleicht fragen, warum ich so viele unterschiedliche Öle für jede Säule der Resilienz aufgelistet habe. Nun, die Vorlieben und Präferenzen für Gerüche unterscheiden sich von Menschen zu Mensch, der eine mag es fruchtig, der andere liebt es holzig und wieder ein anderer bevorzugt erdige Düfte.

Damit jeder seinen Favoriten finden kann, habe ich die Liste daher etwas umfangreicher gestaltet.

Völlig unabhängig von der Duftnote ist die positive Wirkung, die ätherische Öle auf unsere Emotionen haben, das heißt jedes Öl wirkt in gleicher Weise. Und: Egal ob mir der Duft gefällt oder nicht, die positive Wirkung setzt trotzdem ein.

Die etwas längere Liste an ätherischen Ölen pro Übung hat aber noch einen weiteren Vorteil: Du musst dich nicht auf ein Einzelöl beschränken, sondern kannst – innerhalb der Liste – auch verschiedene Öle miteinander mischen. Lass dich inspirieren, probiere, mische und lass dich darauf ein! Sei mutig und experimentiere mit den Ölen – und lass dich auf eine wohltuende Duftreise ein.

Jetzt viel Spaß bei den Übungen
und beim Schnuppern!

Die 7 Säulen der Resilienz und die sie unterstützenden ätherischen Öle

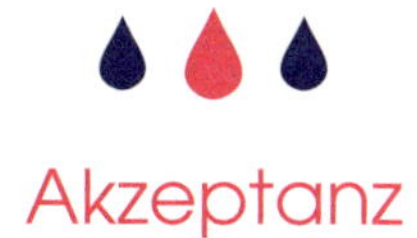

Akzeptanz

> Es geht im Leben nicht darum, ein gutes Blatt in der Hand zu haben, sondern mit schlechten Karten gut zu spielen.
>
> Robert Louis Stevenson

Akzeptanz kommt aus dem Lateinischen (»accipere«) und bedeutet so viel wie anerkennen, annehmen, einwilligen und hinnehmen. Man sieht hier schon, dass es sich bei der Akzeptanz um Freiwilligkeit handelt im Gegensatz zur Duldung. Akzeptanz drückt ein zustimmendes Werturteil aus und bildet demnach den Gegensatz zur Ablehnung (Aversion), akzeptiert man etwas, ist man damit einverstanden.

Akzeptanz ist der erste Schritt zur Bewältigung einer Krise, denn nur wer in der Lage ist, eine Krise als solche zu erkennen und zu akzeptieren, kann ihr auch entgegenwirken und mit der Krise umgehen. Man muss anfangen, die Krise als eine Chance für eine positive Veränderung zu sehen, um aus seinem Tief herauszukommen.

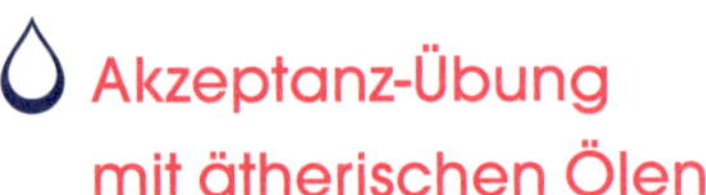

Akzeptanz-Übung mit ätherischen Ölen

Nimm bitte eine bequeme Haltung auf einem Stuhl ein. Sitze aufrecht, mit deinen Füßen flach auf dem Boden, die Arme und Beine sind nicht verschränkt. Lasse deine Hände locker in deinem Schoß liegen und schließe deine Augen.

10 Sekunden Pause.

Lasse dir ein paar Momente Zeit, um die Empfindungen in deinem Körper wahrzunehmen, ganz besonders die Empfindungen von Berührung und Druck an den Stellen, an denen dein Körper mit dem Stuhl oder dem Fußboden in Kontakt kommt.

10 Sekunden Pause.

Beobachte das sanfte Ein- und Ausströmen deines Atems in deine Brust oder in deinen Bauch. Du musst deinen Atem nicht kontrollieren, lasse ihn einfach fließen. Einfach ein- und wieder ausatmen, in deinem Rhythmus.

10 Sekunden Pause.

Öffne nun das ätherische Öl und halte es unter deine Nase. Atme ganz normal weiter, durch die Nase ein und durch den Mund aus. Um diesen Effekt noch zu unterstützen, kannst du natürlich auch deinen Diffusor mit dem entsprechenden Öl neben dir stehen haben.

Versuche, die Einstellung des freundlichen Zulassens und Akzeptierens auch auf andere Bereiche deines Lebens zu übertragen. Du brauchst nichts zu verändern, keinen bestimmten Zustand zu erreichen. So weit es dir möglich ist, lasse dein Erleben (Thema) einfach so sein, wie es ist, ohne es verändern zu müssen.

3 Atemzüge Pause.

Es ist natürlich, dass sich deine Aufmerksamkeit von deiner Atmung abwendet und Gedanken, Sorgen, Bilder, Körperempfindungen oder Gefühlen zuwendet. Nimm diese Gedanken und Gefühle einfach zur Kenntnis, erkenne deren Vorhandensein an und verweile bei ihnen.

2 Atemzüge Pause.

Es ist nicht nötig, an etwas anderes zu denken, die Gedanken zu vertreiben oder irgendetwas zu lösen. Erlaube dir, da zu sein … Gib dir den Raum, den du brauchst … und gehe freundlich und mitfühlend mit dieser Erfahrung um.

2 Atemzüge Pause.

Erlaube dir, gedanklich bei dem Thema zu sein, das du nicht akzeptieren kannst oder vor dem du Angst hast. Nimm die Ängste, Vorbehalte, Zweifel und Sorgen zur Kenntnis. Nimm diese nur zur Kenntnis und erkenne ihr Dasein an, ohne sie zu bearbeiten oder zu bewerten.

2 Atemzüge Pause.

Sieh dich nun für einen Augenblick selbst, wie du mit deinen Werten und deinem Engagement da sein kannst. Frage dich selbst: »Wozu bin ich da? Was will ich? Wohin will ich? Was möchte ich machen?«

3 Atemzüge Pause.

Nun konzentriere dich auf einen Gedanken oder eine Situation, die für dich schwierig gewesen ist. Es könnte ein besonders belastender Gedanke, eine Sorge sein, etwas, was du nicht akzeptieren willst. Es kann eine Vorstellung oder intensive Körperempfindung sein. Lenke deine Aufmerksamkeit sanft und direkt auf und in das, was du nicht akzeptieren kannst, egal wie schlimm es dir erscheint.

2 Atemzüge Pause. Dabei bitte immer ganz normal in deinem Tempo weiteratmen.

Nimm jetzt alle starken Gefühle wahr, die in deinem Körper entstehen, und erlaube den Gefühlen, so zu sein, wie sie sind, anstatt so zu sein, wie du es dir denkst. Behalte sie nur im Bewusstsein.

2 Atemzüge Pause.

Bleibe bei deinem Unbehagen, deinem Thema und atme mit dem negativen Gefühl oder Unbehagen ein und aus.

2 Atemzüge Pause.

Versuche bitte, dich behutsam für das Unbehagen zu öffnen und hierfür Raum zu schaffen, das Unbehagen zu akzeptieren und es zuzulassen.

1 Atemzug Pause.

Schenke den Empfindungen des Unbehagens auf mitfühlende Weise deine ganze Aufmerksamkeit.

3 Atemzüge Pause.

Wenn du wahrnimmst, wie du zunehmend angespannter wirst und dich dagegen auflehnst oder die negative Erfahrung wegschieben willst, erkenne dies einfach an und schaue, ob du etwas Raum dafür schaffen kannst, was immer du da auch gerade erlebst.

2 Atemzüge Pause.

Muss dieses Gefühl oder dieser Gedanken dein Feind sein? Oder der Grund für negative Gedanken?

2 Atemzüge Pause.

Oder kannst du es erleben, zur Kenntnis nehmen, anerkennen, da sein lassen und akzeptieren?

2 Atemzüge Pause.

Kannst du Raum schaffen für das Unbehagen, die Spannung, die Angst, die Niedergeschlagenheit?

2 Atemzüge Pause.

Wie fühlt sich das nun eigentlich an, diese Gefühle zu haben?

3 Atemzüge Pause.

Ist dies etwas, gegen das du kämpfen musst? Oder kannst du das Unbehagen zulassen, indem du dir selbst bewusst sagst: »Lass es mich haben; lass mich fühlen, was zu fühlen ist, weil es jetzt meine Erfahrung ist.« Wenn deine Empfindungen oder das Unbehagen jetzt stärker werden, erkennst du ihr Dasein an, bleibst bei den Empfindungen.

2 Atemzüge Pause, während du weiter atmest und sie akzeptieren kannst.

3 Atemzüge Pause.

Ist das Unbehagen etwas, das du nicht haben darfst, nicht haben kannst?

2 Atemzüge Pause.

Auch wenn dein Verstand dir sagt, dass du es nicht zulassen kannst, kannst du in deinem Herzen Raum für das Unbehagen/dein negatives Thema schaffen?

2 Atemzüge Pause.

Gibt es in dir Raum, um das Unbehagen zu fühlen, mit Mitgefühl und Freundlichkeit dir selbst und der eigenen Erfahrung gegenüber?

4 Atemzüge Pause.

Abgesehen von Empfindungen in deinem Körper bemerkst du vielleicht auch Gedanken, die mit den Empfindungen einhergehen – und Gedanken über die Gedanken. Wenn du solche Gedanken wahrnimmst, lasse diese ebenfalls herein ... Werde empfindsamer und öffne dich diesen Gedanken, wenn du sie wahrnehmen solltest.

3 Atemzüge Pause.

Du bemerkst vielleicht auch, wie sich dein Verstand einschaltet und du beginnst direkt wieder mit dem Bewerten, wie »Das gehört sich nicht, das ist gefährlich!« Oder: »Es wird immer schlimmer.« Wenn dies geschieht, danke deinem Verstand für diese Wertung.

1 Atemzug Pause.

Kehre dann direkt zur gegenwärtigen Erfahrung zurück, wie sie ist, nicht wie dein Verstand sagt, wie sie ist, indem du Gedanken als Gedanken, Gefühle als Gefühle und körperliche Empfindungen als körperliche Empfindungen wahrnimmst, nicht mehr und nicht weniger.

3 Atemzüge Pause.

Bleibe so lange bei deinem Unbehagen, wie es dich beschäftigt.

3 Atemzüge Pause.

Wenn du spürst, dass die Angst und die Gefühle des Unbehagens dich nicht mehr weiter beschäftigen, lasse sie ziehen.

Lenke deine Aufmerksamkeit nun wieder zurück auf das Hier und Jetzt. Werde dir bewusst, in welchem Raum du dich befindest und in welcher Situation. Nimm dir einen Augenblick Zeit, um dir vorzunehmen, diese Art des behutsamen Zulassens und Sich-selbst-Akzeptierens in dein gegenwärtiges Leben einfließen zu lassen.

2 Atemzüge Pause.

Öffne nun langsam wieder deine Augen, wenn du bereit dafür bist, recke und strecke dich.

Ätherische Einzelöle zur Förderung und Unterstützung der Akzeptanz

Einzelöle:

Koriander, Bergamotte, Geranie, Weihrauch, Bitterorange, Grüne Minze, Jasmin, Blauer Rainfarn, Ylang-Ylang

Wie wirken sie?

Sie stimmen uns positiv, wirken anregend, lösen Ängste und entspannen unsere Nerven. Die Öle wirken stimmungsaufhellend und ausgleichend.

Anwendung:

- Du kannst das Öl direkt aus der Flasche inhalieren.
- Das Öl mit einem Diffusor vernebeln oder in eine Schüssel mit heißem Wasser geben und den Dampf tief und langsam inhalieren.
- Gib das Einzelöl oder eine Ölmischung auf deine Hand (unter Verwendung eines Trägeröls!), verreibe es und inhaliere es aus deinen Händen. (Bitte auf die Verträglichkeit achten.)

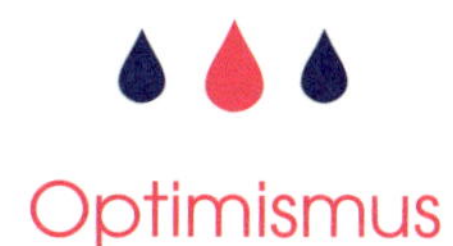

Optimismus

> Der Unterschied zwischen einem Optimisten und einem Pessimisten besteht darin, dass beide alles für möglich halten.
>
> Ernst Ferstl

Optimismus leitet sich vom lateinischen Wort »optimum« ab, was so viel wie »das Beste« bedeutet. Optimismus ist eine Lebensauffassung und Lebenseinstellung, in der die Welt oder eine Sache von der besten Seite betrachtet wird; er bezeichnet allgemein eine heitere, zuversichtliche und lebensbejahende Grundhaltung sowie eine zuversichtliche Haltung hinsichtlich der Zukunft.

Mit Optimismus ist nicht gemeint, dass du mit einer rosaroten Brille durchs Leben läufst. Es geht vielmehr um eine positive Grundeinstellung, mit der du der Meinung bist, dass du gerade in schwierigen Situationen darauf vertrauen kannst, dass es wieder besser wird und dass es immer irgendetwas Positives gibt, worauf du deine Wahrnehmung richten kannst.

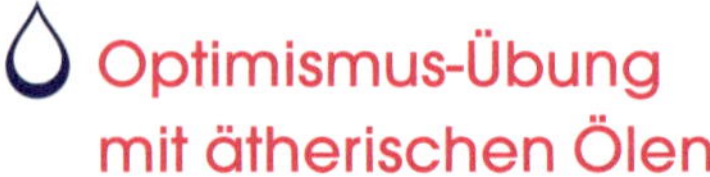

Optimismus-Übung mit ätherischen Ölen

Setze dich hin, schalte deinen Diffusor mit dem passenden Öl für mehr Optimismus an und komme langsam zur Ruhe. Lasse dir Zeit dabei, das darf ruhig 1 bis 2 Minuten Zeit in Anspruch nehmen oder auch gerne mehr.

Stelle beide Füße vollständig auf dem Boden ab und spüre deinen Atem. Beobachte das sanfte Ein- und Ausströmen deines Atems in deiner Brust oder in deinem Bauch. Du musst deinen Atem nicht kontrollieren, lasse ihn einfach fließen, einfach ein- und wieder ausatmen in deinem Rhythmus.

10 Sekunden Pause.

Öffne nun das ätherische Öl und halte es unter deine Nase. Atme dabei ganz normal weiter, durch die Nase ein und durch den Mund aus.

Sitze bitte aufrecht und halte deinen Kopf hoch erhoben.

Formuliere nun langsam und ganz bewusst – laut oder im Geiste – folgende Sätze: »Ich entscheide mich dafür, das Positive in den Dingen zu sehen. Egal, was auch passieren mag, ich gehe immer davon aus, dass ich noch viele schöne Dinge in meinem Leben erfahren und erleben werde.«

»Ich suche immer den Sinn in allen Begebenheiten, auch wenn diese manchmal weniger erfreulich sein sollten. Ich bin und bleibe stets zuversichtlich, wenn ich an meine Zukunft denke. Ich weiß ganz genau, welche wunderbaren Erfahrungen das Leben noch für mich bereithält.«

Denke nun nicht mehr über dein Problem nach, sondern atme das Öl ein und wiederhole immer wieder und ganz ruhig deine Sätze:

»Ich entscheide mich dafür, das Positive in den Dingen zu sehen. Egal, was auch passieren mag, ich gehe immer davon aus, dass ich noch viele schöne Dinge in meinem Leben erfahren und erleben werde.«

»Ich suche immer den Sinn in allen Begebenheiten, auch wenn diese manchmal weniger erfreulich sein sollten. Ich bin und bleibe stets zuversichtlich, wenn ich an meine Zukunft denke. Ich weiß ganz genau, welche wunderbaren Erfahrungen das Leben noch für mich bereithält.«

Gerne kannst du auch deine eigenen Sätze formulieren und aufschreiben, fang einfach an und wiederhole sie immer und immer wieder für mindestens 10 bis 15 Minuten. Vergiss dabei bitte nicht, die ganze Zeit an deinem Öl zu riechen. Der Diffusor sollte während der Übung ebenfalls die ganz Zeit über laufen.

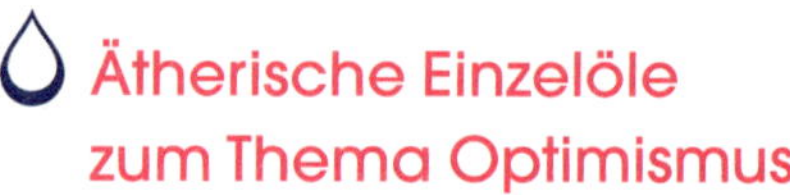

Ätherische Einzelöle zum Thema Optimismus

Einzelöle:

Bergamotte, Lemongras, Orange, Lavendel, Mandarine, Zitrone, Rosmarin

Wie wirken sie?

Besonders Zitrusöle sorgen für einen wachen Geist und für mehr Antrieb und Freude. Sie vertreiben schlechte Gedanken und nehmen uns die Schwere, wir fühlen uns leichter und beschwingter.

Anwendung:

- Du kannst das Öl direkt aus der Flasche inhalieren.
- Das Öl mit einem Diffusor vernebeln oder in eine Schüssel mit heißem Wasser geben und den Dampf tief und langsam inhalieren.
- Gib das Einzelöl oder eine Ölmischung auf deine Hand (unter Verwendung eines Trägeröls!), verreibe es und inhaliere es aus deinen Händen. (Bitte auf die Verträglichkeit achten.)

Verantwortungsübernahme

Wir sollten uns auch für das verantwortlich fühlen, was wir denken und empfinden.

Johann Friedrich Herbart

Bei dieser Übung geht es darum, eigene Widerstände und Unlust wahrzunehmen, wenn Forderungen an uns gestellt werden. Wir lernen, uns bewusst für oder gegen deren Erfüllung zu entscheiden.

1. Antreiber-Sätze

Suche nach sogenannten »Antreiber-Sätzen«. Antreiber-Sätze sind meistens elterliche Botschaften an die eigenen Kinder, die oft gutgemeint sind. Darin geht es darum, wie diese sich verhalten sollen, um den elterlichen Ansprüchen und Vorstellungen gerecht zu werden. Solche Antreiber-Sätze sind zum Beispiel: Sei stark! – Mach es allen recht! – Sei perfekt! – Streng dich an! – Beeil dich! Sei immer pünktlich! – Halte dich zurück!

Daraus entwickeln wir dann sogenannte »Ich muss«-Sätze, also alles Sätze, die mit »Ich muss« anfangen, zum Beispiel: »Ich muss jeden Tag früh aufstehen.«

Schreibe dir bitte eine ganze Reihe von Sätzen auf, die mit »Ich muss« beginnen. Sprich diese Sätze dann langsam, bewusst und laut aus und achte darauf, welche Empfindungen dabei in deinem inneren entstehen.

2. Einschätzung

Sieh dir nun deine Liste der Sätze an und entscheide dich spontan: Welcher kommt wirklich von dir und welche hast du vielleicht nur übernommen? Wenn du hier nicht direkt auf den Satz kommst, nimm dir ein Clarity-Öl (fördert klares Denken und verstärkt die Bewusstheit; z. B. Pfefferminze) und rieche sehr lange dran. Sage dir die Sätze dann immer wieder laut vor, bis dir klar ist, welcher Satz nicht von dir stammt. Frage dich selbst: Was davon bin wirklich ich?

3. Selektion

Schau dir nun deine Liste der Sätze erneut an und entscheide dich ganz bewusst: Welche willst du behalten? Welche willst du ablegen? Streiche dann die Sätze, die nicht von dir sind und die du auch nicht mehr willst.

4. Umformulierung in Entscheidungssätze

Nimm dir nun die Sätze, die du behalten willst, und wiederhole sie so laut du kannst, jedoch beginnend mit »Ich entscheide mich zu/für ...« Beispiel: »Ich entscheide mich dazu, jeden Tag früh aufzustehen.«

5. Suche nach echten Motivatoren

Ergänze nun noch die in Schritt 4 formulierten Sätze mit »... weil ich es so möchte« Oder: »... ich dann mehr vom Tag habe.« Oder: »... weil ich dann noch eine kleine Atemübung machen kann, ohne in Stress zu geraten.« Oder: »Ich entscheide mich dazu, jeden Tag früh aufzustehen, weil ich gerne entspannt mit der Arbeit starten möchte.«

Lies dir diese Liste mit deinen umformulierten Sätzen in den kommenden Wochen täglich 8 bis 12 Minuten laut vor und rieche dabei an deinem Öl und lasse das Öl auch neben dir im Diffusor verdampfen.

 Ätherische Einzelöle zum Thema Verantwortungsübernahme

Name:

Eukalyptus, Muskatellersalbei, Neroli, Rosmarin, Pfefferminze, Sandelholz

Wie wirken sie?

Sie nehmen dir die Anspannung, wirken belebend, stärken die Willenskraft, beruhigen und lassen dich zur Ruhe kommen. Sie lösen Angstzustände und wirken belebend und gleichzeitig motivierend.

Anwendung:

- Du kannst das Öl direkt aus der Flasche inhalieren.
- Das Öl mit einem Diffusor vernebeln oder in eine Schüssel mit heißem Wasser geben und den Dampf tief und langsam inhalieren.
- Gib das Einzelöl oder eine Ölmischung auf deine Hand (unter Verwendung eines Trägeröls!), verreibe es und inhaliere es aus deinen Händen. (Bitte auf die Verträglichkeit achten.)

Lösungsorientiertes Denken und Handeln

Wer etwas will, sucht Wege.
Wer etwas nicht will, sucht Gründe.

Harald Kostial

Es gibt verschiedene Arten, mit Problemen umzugehen: Manch einer steckt den Kopf in den Sand, verschließt die Augen und ignoriert Probleme einfach. Viele andere jammern und beklagen sich ständig, glauben aber nicht eine Sekunde daran, irgendetwas ändern zu können. Wieder andere nehmen die Sache selbst in die Hand und versuchen, das Problem zu lösen.

Es geht nicht darum, Ursachen und Probleme zu ergründen, sondern vielmehr darum, seinen Fokus auf gut funktionierende Möglichkeiten und Chancen zu legen. Resiliente Menschen verwandeln Probleme in Chancen und verschaffen sich so Verbesserungen und Vorteile durch Lösungen. Denn beim lösungsorientierten Denken und Handeln steht, wie der Name schon sagt, nicht das Problem im Mittelpunkt, sondern die Lösung.

Übung für lösungsorientiertes Denken und Handel: Die Wunderfrage

Stelle dir bitte vor, es ist Abend und du legst dich ins Bett. Irgendwann schläfst du auch in aller Ruhe ein, und während du schläfst, passiert **ein Wunder**, eine »gute Fee« erscheint und alle deine Probleme sind gelöst. Aber weil du ja geschlafen hast, weißt du nichts mehr davon beim Wachwerden, du weißt also nicht, dass das Wunder geschehen ist.

Auch hier gilt: Die ganze Zeit an deinem Öl riechen. Lasse dir Zeit, dabei ruhig und tief in deinem Rhythmus atmen und riechen.

Frage:

Woran würdest du das am nächsten Tag merken?

Frage:

Was wäre anders als sonst?

Frage:

Wie fühlt es sich an?

Frage:

Was ändert sich dadurch in deinem Leben?

Frage:

Woran merken andere Menschen, dass sich etwas in deinem Leben verändert hat oder dass sogar das Problem nicht mehr vorhanden ist?

Wenn du alle Fragen beantwortet hast, wirst du sehen, dass du über die Hälfte deines Problems schon selbst gelöst hast, da in deinen Antworten die Lösungsansätze meistens schon drinstecken.

Mit dem Einsatz der Wunderfrage werden verschiedene Ergebnisse verfolgt. Die Wunderfrage ist einerseits so unverbindlich, dass du unterschiedliche Veränderungen phantasieren kannst, ohne dich gleichzeitig dafür verantwortlich fühlen zu müssen. Andererseits stellst du fest, dass dein Verhalten nach Eintritt des »Wunders« nicht verwunderlich ist, sondern oft ganz gewöhnlich und greifbar. Diese positiven Zukunftsphantasien, in denen deine Probleme nicht mehr existieren, erleichtern die tatsächliche Einleitung von realen Veränderungsschritten. Es geht hierbei also letztendlich darum, dir deine eigenen Ressourcen bewusst zu machen, die dich dann dabei unterstützen, konkrete Lösungen für schwerwiegende Probleme und Krisen anzudenken. Die Entwicklung neuer Sichtweisen soll gefördert werden.

Jetzt hast du einen Weg zur Lösung kennengelernt, und wir kommen zum nächsten wichtigen Punkt, dem Handeln.

 Handeln

Nun solltest du nur noch ins Handeln kommen. Stelle dir deshalb folgende Fragen und erstelle eine konkrete Liste.

Frage:
Was ist dein nächster Schritt?

Frage:
Wer kann dir dabei helfen?

Frage:
Woran wirst du erkennen, dass der richtige Zeitpunkt dafür gekommen ist?

Wenn du siehst, wie du handeln könntest, ist die Versuchung groß, es auch tatsächlich zu tun. Die in dir geweckten Zukunftsbilder, die aufgeschriebenen anderen Gefühle und Ideen sowie die entflammte Hoffnung werden dir helfen, dein Denken und Verhalten so zu ändern, dass das Erdachte Realität wird.

An dieser Stelle möchte ich dir noch eine wirklich einfache und effektive Übung mit auf den Weg geben. Wenn du bei einem Problem nicht weiterkommst, kannst du es auch einfach mal umdrehen. Anstatt also zu fragen: **»Was kann ich tun, damit ich eine andere Arbeitsstelle finde?«**, fragst du jetzt: **»Was kann ich tun, damit ich keine Arbeitsstelle finde?«** Jetzt schreibst du alles auf, was dir einfällt, zum Beispiel: nur eine Bewerbung pro Woche rausschicken, nicht auf meine Fähigkeiten hinweisen in der Bewerbung, nichts von meinen Vorzügen schreiben, nichts von meinen Weiterbildungen einfügen und, und, und …

Wie bei allen anderen Übungen auch riechst du die ganze Zeit an einem Öl und lässt es im Diffusor neben dir vernebeln.

Am Ende drehst du dann die Ideen, die du gesammelt hast, erneut um und die Lösung steht auf deinem Papier. Viel Erfolg!

Ätherische Einzelöle zum Thema lösungsorientiertes Denken und Handeln

Name:

Geranie, Sandelholz, Ylang-Ylang, Weihrauch, Rosenholz, Jasmin, Lavendel, Römische Kamille, Orange, Jasmin.

Wie wirken sie?

Sie wirken entspannend, ausgleichend und entkrampfend. Die Öle regen die Phantasie und Kreativität an, wirken stimmungsaufhellend, fördern die Konzentration, lösen Blockaden. Sie wirken gleichzeitig beruhigend und anregend.

Anwendung:

- Du kannst das Öl direkt aus der Flasche inhalieren.

- Das Öl mit einem Diffusor vernebeln oder in eine Schüssel mit heißem Wasser geben und den Dampf tief und langsam inhalieren.
- Gib das Einzelöl oder eine Ölmischung auf deine Hand (unter Verwendung eines Trägeröls!), verreibe es und inhaliere es aus deinen Händen. (Bitte auf die Verträglichkeit achten.)

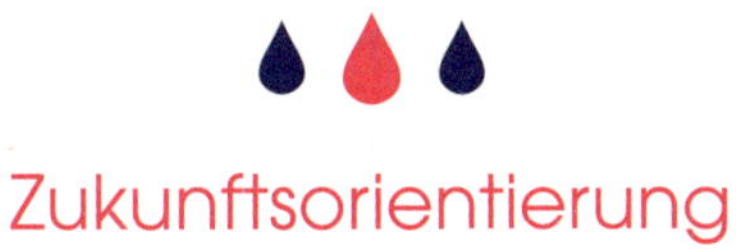

Zukunftsorientierung

Die Zukunft hat viele Namen:
Für Schwache ist sie das Unerreichbare,
für die Furchtsamen das Unbekannte,
für die Mutigen die Chance.

Victor Hugo

Nachdem du dich bis hierhin schon dem einen oder anderen Resilienzfaktor gewidmet hast, folgt jetzt ein Faktor, der deine mentale Widerstandsfähigkeit stark mitbestimmt, und zwar die Zukunftsorientierung. Zukunftsorientierung bedeutet, dass wir unsere eigenen Werte und Ziele kennen und diesen auch voll vertrauen. Wir gehen unseren Weg und lassen uns durch Rückschläge nicht entmutigen.

Krisen zwingen uns, unseren Lebensweg immer wieder zu hinterfragen, ihn neu zu betrachten und zu bewerten. Wir müssen alte Denkmuster verlassen und neue Wege gehen. Dabei kommen immer wieder die gleichen Fragen auf:

- In welche Richtung möchte ich weitergehen?
- Was soll anders werden als bisher?
- Was soll bleiben?
- Brauche ich Unterstützung?
- Was ist das Schlimmste, das mir passieren kann, und wie gehe ich damit um?
- Was ist das Beste, das passieren kann?

Setze dich hin und erstelle eine Liste mit allem, was du noch erleben willst in deinem Leben. Was macht dir Spaß? Suche etwas, was zu deinen Talenten und Ressourcen passt und dir wirklich am Herzen liegt. Was machst du gern, worin bist du gut, was fällt dir leicht usw.? Finde immer wieder Wege, deinem Lebensziel ein Stück näher zu kommen.

Nicht alles, was später auf deiner Liste steht, musst du direkt umsetzen. Nimm dir zunächst drei Dinge, die du gerne umsetzen willst, vor und fange an. Teile deine Ziele, deine Zukunft in kurz-, mittel- und langfristige Ziele ein.

Notiere für dich, bis wann du deine Ziele erreicht haben willst, und formuliere deine Ziele kraftvoll, klar und positiv, wie zum Beispiel: »Ich möchte ab nächste Woche zweimal die Woche von 19:00 bis 20:00 Uhr joggen gehen.« Vermeide Wörter wie »nicht mehr«, »kein« oder »weniger«.

Wie fühlt es sich an, wenn du dein Ziel erreicht hast? Wie fühlt es sich an, wie hört es sich an, was siehst du, was riechst du, wie sieht die Zielerreichung genau aus? Woran erkennst du, dass du dein Ziel erreicht hast?

Beachte die Zielgröße, ist es zu klein oder zu groß, dann lege Zwischenziele fest, zerlege dein Zeil also in Einzelabschnitte. Überlege dir auch immer eine Alternative, denn Alternativen stärken deine Resilienz.

 Erstelle dir eine »Bucket List«

Eine Bucket List ist eigentlich ein Phänomen aus dem englischen Sprachraum und aus diesem Grund gibt es auch keine gute deutsche Übersetzung – eine ist »Liste der Dinge, die man vor seinem Tod unbedingt noch machen möchte oder muss«. Eine Bucket List hält also Ziele fest, die man vor seinem Tod unbedingt noch erreicht haben möchte. Du kannst deine Bucket List auf einem Stück Papier oder in einem normalen Notizbuch festhalten, wichtig ist nur, dass dich deine Bucket List anspricht und sich emotional und auch haptisch gut anfühlt, die Haptik ist äußerst wichtig hierbei.

Unterteile deine Liste, wenn du möchtest, in folgende Punkte:

Welche Sportarten will ich unbedingt mal ausprobieren?

Aikido
Capoeira
Segeln
Tanzen
Wandern

Welche Länder würde ich gerne bereisen?

Afrika
Island
Grönland
Nepal

Welche Filme muss ich mir definitiv noch anschauen?

Der Club der toten Dichter

Taxi Driver

Papillon

Cloud Atlas

Was will ich auf jeden Fall erleben?

Einen Hund aus dem Tierheim retten und ihm ein angenehmes Leben schenken

Besuch einer Young-Living-Farm

Die Geburt eines Tieres beobachten

Blut spenden

Welche Fähigkeiten will ich mir aneignen?

Klavierspielen

Yoga

Einradfahren

Achtsamkeit

Erstelle dir deine eigene Bucket List, suche dir ein, zwei oder drei Dinge aus, formuliere sie positiv und fang an, komme ins Tun! Wenn dir nichts einfällt, hole dir die Unterstützung der Öle.

 Ätherische Einzelöle zum Thema Zukunftsorientierung

Name:

Schwarzer Pfeffer, Idaho-Balsamtanne, Salbei, Muskat, Grüne Minze, Kamille, Myrte, Geranie, Zitronengras, Salbei, Rosmarin, Ylang-Ylang.

Wie wirken sie?

Die Öle wirken ausbalancierend, stimulierend, stärkend, belebend, kräftigend, sie bringen Seele und Geist in Fahrt, befreien von Niedergeschlagenheit und Lethargie, wirken aufmunternd und gegen Antriebsschwäche. Sie stärken die inneren Kräfte.

Anwendung:

- Du kannst das Öl direkt aus der Flasche inhalieren.

- Das Öl mit einem Diffusor vernebeln oder in eine Schüssel mit heißem Wasser geben und den Dampf tief und langsam inhalieren.
- Gib das Einzelöl oder eine Ölmischung auf deine Hand (unter Verwendung eines Trägeröls!), verreibe es und inhaliere es aus deinen Händen. (Bitte auf die Verträglichkeit achten.)

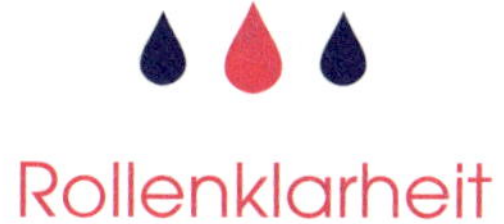

Rollenklarheit

Ein Mensch ist immer
das Opfer seiner Wahrheiten.

Albert Camus

Wer bin ich – wo, wie, warum und wann?

Rollen werden durch die Summe der Erwartungen geprägt, bewusste und unbewusste, die an dich gestellt werden. Resiliente Menschen richten sich dabei an ihren Werten und Zielen aus, sie gestalten ihr Leben aktiv mit. Dabei kalkulieren sie auch Hindernisse mit ein und entwickeln alternative Ausweichlösungen.

Wir kommen im Leben nicht drumherum, in verschiedene Rollen zu schlüpfen, die Rolle der Mutter, des Vaters, der Ehefrau, des Ehemanns, der Partnerin oder des Partners. Die Rolle des Kindes, der Schwester, des Bruders, des Mitarbeiters, der Führungskraft und, und, und. Es gibt zugewiesene Rollen, zugeschriebene Rollen und erworbene Rollen. Doch wir müssen weder in einer dieser Rollen verharren noch eine Opferrolle annehmen.

Trotzdem fallen wir gerne mal in eine Opferrolle und sagen Sätze wie:

- Womit habe ich das verdient?
- Warum immer ich?
- Warum haben es andere immer leichter im Leben als ich?
- Warum geht es den anderen immer besser als mir?
- Was habe ich verbrochen, dass es mir nun so geht?
- Warum ist das Leben so ungerecht zu mir?
- Wie kann es sein, dass andere immer Glück haben und ich immer Pech?
- Sieht denn keiner, wie schlecht es mir geht?

Die Gründe, warum wir überhaupt in eine Opferrolle gehen, sind vielfältig:

- Du bist schlecht drauf, weil dich dein/e Mann/Frau angemault hat.

- Du kommst zu spät zur Arbeit, weil Stau ist.
- Du hast schlecht geschlafen, weil dein Baby dich geweckt hat.
- Du hast zu wenig geschlafen, weil du unbedingt noch etwas für die Arbeit/die Schule fertig machen musstest.

Ich könnte jetzt noch unzählige Beispiel aufzählen, aber ich glaube, du weißt genau, was ich meine. Doch wie kommst du da raus?

Der Vorteil, den resiliente Menschen haben, ist die Tatsache, dass sie ihre Aufmerksamkeit nicht nur auf andere Personen und Umstände richten, sondern in erster Linie auf sich selbst. Sie sehen sich nicht in einer Opferrolle, sondern setzen sich aktiv mit bestehenden Situationen auseinander und versuchen, diese zu ihren Gunsten zu verändern.
Also sage dir laut und deutlich: Ich gebe die Opferrolle auf und übernehme Verantwortung. Ich bin der Gestalter meines eigenen Lebens!

Ab JETZT wirst du die Dinge in einem ganz anderen Licht sehen und lernen, auch mit augenscheinlich negativen

Erlebnissen besser umzugehen, so dass Selbstmitleid/eine Opferrolle erst gar nicht entstehen kann.

Entscheide dich bewusst gegen deine Opferrolle.

Entscheide dich für Verantwortung und gegen die Opferrolle und Schuldzuweisungen.

Nimm dir vor, aus deinen Fehlern zu lernen und für sie geradezustehen, anstatt dich um sie herumzudrücken.

Stelle dir selbst folgende Fragen und schreibe dir die Antworten auf:

- Wo in meinem Leben fühle ich mich hilflos, entmachtet, gedemütigt oder hoffnungslos?
- Gibt es eine Situation, in der ich mich gefangen fühle? *(Opferrolle)*

Wenn du alles notiert hast, nimm dir ein Beispiel heraus und stelle dir dann folgende Frage:

- Wo kann ich Verantwortung für mich und mein Tun übernehmen?

- Was ist der erste Schritt, mit dem ich in diesem Kontext Verantwortung übernehmen kann?
- Begibst du dich nur gegenüber bestimmten Personen in die Opferrolle, von denen du dir vielleicht Zuspruch oder Mitgefühl wünschst?
- Stelle dir folgende Frage: Was kann ICH tun, damit es mir besser geht? Denn NICHTSTUN bedeutet immer Stillstand, das Tun bewirkt Veränderung.

Zum Abschluss noch ein paar Tipps:

Hör auf zu jammern. Nimm das Zepter in die Hand und gib keinem die Schuld für deine Lage, egal wie hart das Leben manchmal zuschlägt.

Verantwortung übernehmen bedeutet nicht, sich selbst immer die Schuld zu geben.

Such nicht nach einem Schuldigen, sondern suche nach Lösungen. Tu etwas, denn dafür bist du verantwortlich. Du triffst immer eine Entscheidung, egal ob als Opfer oder als Schöpfer.

Wir haben die einzigartige Fähigkeit zur Selbstbestimmung.

Verantwortung für dich und dein Leben zu übernehmen, wird dein Selbstwertgefühl steigern. Es ist ein Ausdruck deines Selbstwertgefühls.

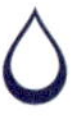

Ätherische Einzelöle zum Thema Rollenklarheit

Name:

Orange, Idaho-Balsamtanne, Zimt, Ingwer, Patschuli, Muskat, Weihrauch, Schwarzer Pfeffer, Myrrhe, Fichte, Ylang-Ylang, Frankincense, Vetiver, Cistus, Bergamotte

Wie wirken sie?

Die Öle wirken ausbalancierend, stimulierend und entspannend, sie wirken kräftigend und konzentrationssteigernd, fördern die Vorstellungskraft und stärken Körper und Geist. Die Öle wirken daneben gegen Erschöpfung und Antriebslosigkeit und sorgen für eine bessere Stimmung.

Anwendung:

- Du kannst das Öl direkt aus der Flasche inhalieren.
- Das Öl mit einem Diffusor vernebeln oder in eine Schüssel mit heißem Wasser geben und den Dampf tief und langsam inhalieren.
- Gib das Einzelöl oder eine Ölmischung auf deine Hand (unter Verwendung eines Trägeröls!), verreibe es und inhaliere es aus deinen Händen. (Bitte auf die Verträglichkeit achten.)

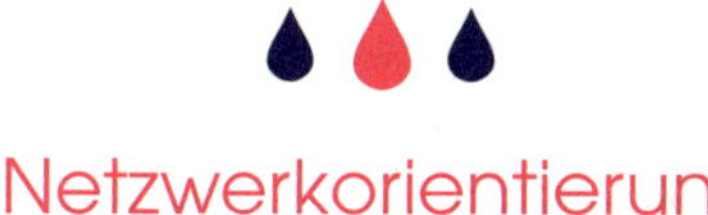

Netzwerkorientierung

Kein besseres Heilmittel gibt es im Leid
als eines edlen Freundes Zuspruch.

Euripides

Beziehungen haben nachweislich einen positiven Einfluss auf die körperliche und geistige Gesundheit, daher ist es wichtig, unsere eigenen Netzwerke zu pflegen. Pflege wertschätzende Beziehungen, denn ein stabiles Netz aus Familie, Freunden, Kollegen und Gleichgesinnten gilt in der Resilienzforschung als wesentliche Ressource in belastenden Zeiten. Resiliente Menschen pflegen ihre Beziehungen und ihr Netzwerk und nehmen gerne Hilfe und Unterstützung an, sie tauschen sich regelmäßig aus, erst recht in belastenden Situationen und Krisen. Also nutze dein Netzwerk und die Möglichkeiten, dich mit Gleichgesinnten auszutauschen.

 Ein funktionierendes Netzwerk pflegen

Ein funktionierendes Netzwerk stärkt eine wichtige Säule der Resilienz, nämlich die Bindung. Wer es schafft, ab und zu in die Zukunft zu schauen, erkennt früh genug Negativentwicklungen, bevor sie zu handfesten Problemen werden und wir uns dadurch wieder selbst schaden.

In belastenden Situationen hilft ein soziales Netz aus Familienangehörigen, Freunden und Kollegen. Je größer und stabiler das soziale Netzwerk ist, desto mehr kann mit Unterstützung und Hilfe gerechnet werden. Die Hilfe muss noch nicht einmal in Anspruch genommen werden, damit eine aufkommende psychische Belastung gemildert und reduziert wird. Allein das Wissen, dass dein soziales Netzwerk Hilfe leisten kann, stärkt die psychische Widerstandsfähigkeit ungemein.

Sich helfen zu lassen und selber zu helfen, wenn wir gefragt sind, sind übrigens wichtige Aspekte für tragfähige Beziehungen, also für deine Vernetzung.

Am besten ist ein Gleichgewicht zwischen Nähe und Distanz. Dann fühlen wir uns stabil und sicher.

Vernetzungen pflegen = Freundschaften pflegen

Um eine Freundschaft zu pflegen, bedarf es der Achtsamkeit und Aufmerksamkeit. Wir dürfen nicht nur selbst ein Freund sein, sondern zudem genau hinsehen, wann wir gefordert sind, wann wir für unsere Freunde da sein müssen.

Manchmal ist es die Entfernung, teilweise unsere vielen Aufgaben, herausfordernde Lebensphasen, die uns vergessen lassen, sich Zeit für Freunde zu nehmen. Es empfiehlt sich, sich immer von neuem bewusst zu machen, dass wahrhaftige Freunde seltener sind als eine »blaue Mauritius« in einem Flohmarktfund. Enorm schwer zu finden und wertvoll.

Tipps:

- Bleibe in Verbindung
- Beziehungen pflegen
- Sich mit dem anderen freuen
- Dem anderen auch kritisch begegnen
- Den anderen nicht ändern wollen
- Fehler verzeihen können

Hier ein paar gute Orte, um neue Freunde zu finden:

- Auf der Arbeit
- Bei der Volkshochschule (VHS)
- Im Sportverein
- Bei einem Seminar
- Im Schauspielkurs
- In einer Reisegruppe
- Im Chor
- Auf einem Konzert
- Beim Ausüben einer ehrenamtlichen Tätigkeit
- Auf Weiterbildungen
- In einer Bibliothek
- Auf einem Konzert
- Im Tanzkurs
- Für Eltern: Krabbelgruppe, Babyschwimmen, Stillcafé, Spielplatz, Kita, Vorschule,

Wenn du nicht den ersten Schritt machst, kann es sein, dass du ewig wartest.

Für ein effektives und resilientes Leben ist die Grundlage die Unabhängigkeit. Im nächsten Schritt sucht man gezielt den Kontakt zu anderen Menschen. Man denkt netzwerkorientiert.

Resiliente Menschen sind sich der Tatsache bewusst, dass sich gemeinsam mehr erreichen lässt. Einzelkämpfer müssen ihren Lebensweg immer alleine gehen und eigentlich Meister in jedem Fach sein. Dass das unmöglich ist, leuchtet ein. Trotzdem nutzen nur wenige Menschen die Macht des Netzwerkes. Wer gut vernetzt ist, erreicht mehr im Leben.

Dabei geht es nicht darum, sich nur aus egoistischen Gründen mit anderen auseinanderzusetzen, um sie auszunutzen. Es geht um gemeinsame Interessen und Synergien.

Fazit

Resilienz bedeutet nicht, »Einzelkämpfer« zu sein, im Gegenteil. Allein das Wissen, dass Freunde und Familie in schwierigen Situationen unterstützend zur Seite stehen, reicht oft aus, mit psychischen Belastungen besser umgehen zu können. Die Hilfe muss dabei nicht einmal in Anspruch genommen werden – kann und sollte sie aber, wenn du in der Lösungsfindung doch einmal feststecken solltest. Vielleicht stand jemand aus deinem Freundeskreis schon einmal vor einem ähnlichen Problem und kann Hilfestellung leisten. Es ist kein Zeichen von Schwäche, um Hilfe zu bitten oder sie anzunehmen. Ein soziales Netzwerk bedeutet Geben und Nehmen. Wenn du für deine Freunde und Familie da bist, werden diese in Zeiten der Not auch für dich da sein.

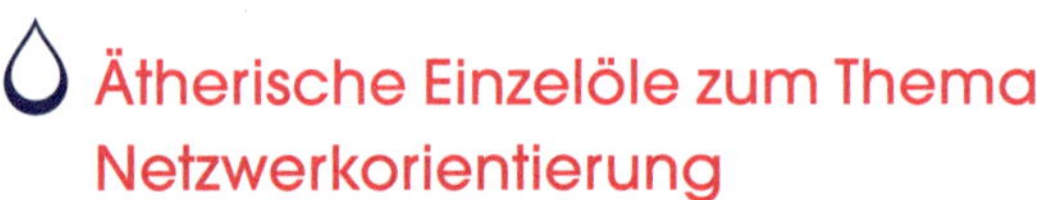

Ätherische Einzelöle zum Thema Netzwerkorientierung

Name:

Fichte, Geranie, Jasmin, Lavendel, Rose, Sandelholz, Weihrauch, Weißtanne, Ylang-Ylang, Zeder, Zimt, Zypresse, Muskat, Limette, Idaho-Blaufichte, Northern Lights Schwarzfichte, Weihrauch und Pfefferminze

Wie wirken sie?

Die Öle lösen emotionale Blockaden, sorgen für innere Balance und Ausgeglichenheit, sie sind angstlösend und stimmungsaufhellend, wirken erdend, stimulierend, harmonisieren, helfen gegen innere Unruhe. Die Öle fördern Kraft und Selbstvertrauen, sorgen für mehr Energie und Wachsamkeit sowie klares Denken.

Anwendung:

- Du kannst das Öl direkt aus der Flasche inhalieren.
- Das Öl mit einem Diffusor vernebeln oder in eine Schüssel mit heißem Wasser geben und den Dampf tief und langsam inhalieren.
- Gib das Einzelöl oder eine Ölmischung auf deine Hand (unter Verwendung eines Trägeröls!), verreibe es und inhaliere es aus deinen Händen. (Bitte auf die Verträglichkeit achten.)

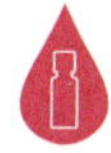

Über den Autor

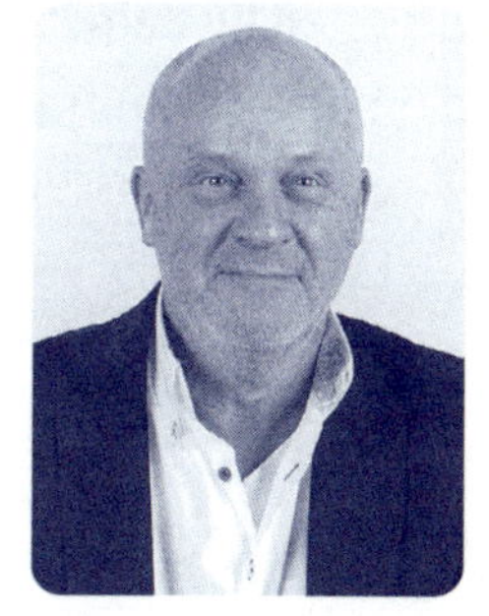

Seit über 30 Jahren beschäftigt sich Klaus G. Lieg mit dem Thema psychische Belastung und verschiedensten Entspannungstechniken, wie Achtsamkeit, PEP oder Yoga.

Er gibt Kurse und Workshops, bildet Kursleiter und Therapeuten aus und gibt Seminare an Hochschulen und arbeitet im Betrieblichem Gesundheitsmanagement (BGM) zum Thema psychische Belastungen am Arbeitsplatz.

Kontaktadressen

Beratung & Coaching Koblenz

Praxis für Leistungsoptimierung & stress- und gehirngerechtes Lernen, Selbstwert- und Emotionsregulation für Schule, Studium, Business, Gesundheit und Sport

www.beratung-coaching-koblenz.de

Zentrum für Betriebliches Gesundheitsmanagement – BGM

Experten für betrieblichen Gesundheitsschutz, Powernapping und TEK – Training emotionaler Kompetenzen

www.powernapping-coach.de

Deine Notizen

Deine Notizen

Deine Notizen

Deine Notizen

Deine Notizen

Deine Notizen

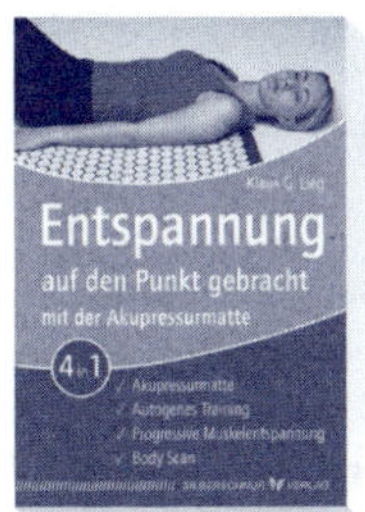

96 Seiten, farbig, mit Abbildungen, broschiert
ISBN 978-3-89845-666-1
€ [D] 8,00

Klaus G. Lieg

Entspannung auf den Punkt gebracht mit der Akupressurmatte

Das 4-in-1-Konzept für wirkliche Tiefenentspannung!
Beruflicher Druck, Verkehrslärm, Zeitnot oder emotionale Belastungen sind allgegenwärtige Stressquellen. Umso wichtiger ist es, aus diesem krankmachenden Kreislauf auszusteigen und ein Gegengewicht zu schaffen.
Klaus G. Lieg beschäftigt sich seit über 30 Jahren mit dem Thema psychische Belastung und mit verschiedensten Entspannungstechniken. Er zeigt dir, wie du mit der innovativen Kombination aus klassischen Entspannungstechniken mit der Akupressurmatte endlich Ruhe und Entspannung findest, psychische Beschwerden linderst, seelische oder körperliche Blockaden auflöst und neue Kraft tankst.

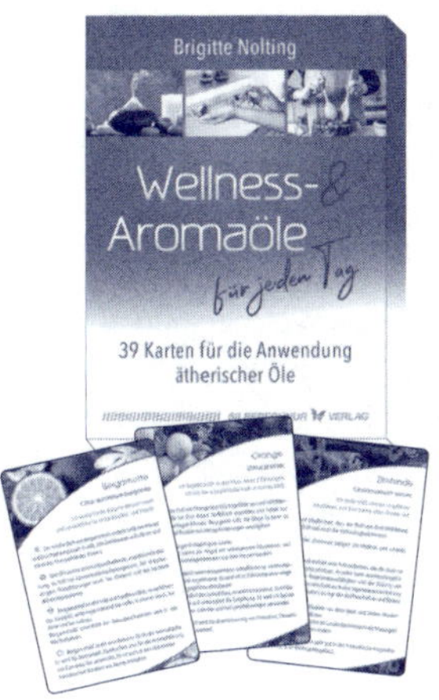

Brigitte Nolting

Wellness- und Aromaöle für jeden Tag

39 Karten für die Anwendung ätherischer Öle

Ob Verspannungen, Hautprobleme oder Stress, ätherische Öle können viele Beschwerden lindern. Sie entspannen, fördern die Gesundheit und streicheln die Seele.
Dieses Kartenset bietet Ihnen einen grundlegenden und einfachen Einstieg in die Welt der ätherischen Öle. Praktische Anwendungsbeispiele der Öle für Körper und Seele, als Raumduft oder in der Aromaküche machen Lust, die wirkungsvolle »Duftmedizin« selbst zu testen.

39 farbige Karten, mit Kurzanleitung, in Box · EAN 4260075280-32-5 · € [D] 25,00

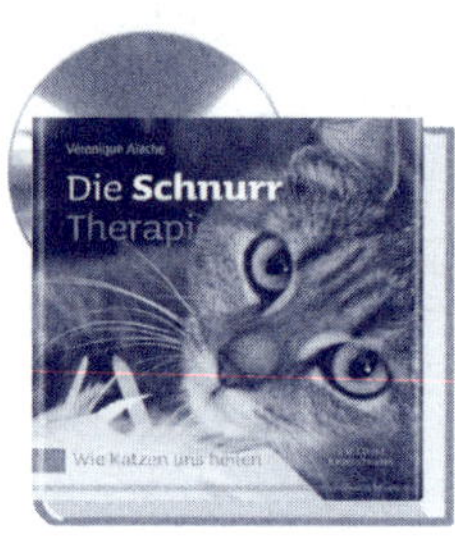

180 Seiten, durchgehend farbig, inklusive CD, Flexocover
ISBN 978-3-89845-408-7
€ [D] 19,95

Véronique Aïache

Die Schnurr-Therapie

Wie Katzen uns heilen

Das sanfte Schnurren einer Katze verbreitet nicht nur Wohlbehagen und Wärme, es hat auch eine wohltuende Wirkung auf Körper und Seele. Schnurren ist ein Anti-Stress-Faktor, kurbelt das Immunsystem an, gleicht den Blutdruck aus und unterstützt die Psychomotorik. Entdecken Sie die Geheimnisse dieses natürlichen Heilmittels und die Heilkräfte des Schnurrens. Neben praktischen Übungen, Fallbeispielen und vielen Fotos enthält dieses einmalige Buch eine 30-minütige CD mit Katzenschnurren, damit auch Menschen ohne Katze die wohltuende Wirkung des Schnurrens erleben können.

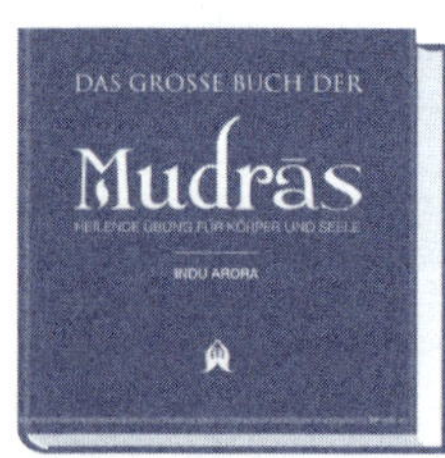

416 Seiten, durchg. farbig, Flexocover
ISBN 978-3-89845-554-1
€ [D] 36,00

Indu Arora

Das große Buch der Mudrās

Heilende Übungen für Körper und Seele

Indu Arora ist eine Yoga-Meisterin, Yoga-Therapeutin, ayurvedische Klinikmedizinerin und Autorin mit langjähriger Lehrerfahrung. Mit diesem Buch eröffnet sie uns die Welt der Mudrās. Oder in ihren Worten: »Ich möchte mit Ihnen die Weisheit des Yoga und Ayurveda teilen, die Einfachheit in unser kompliziertes Leben bringt. In Harmonie mit unserer inneren Natur und der Natur als solcher zu leben, bringt uns Gesundheit. Nichts hat eine größere Macht, uns zu heilen, als das Selbst!«

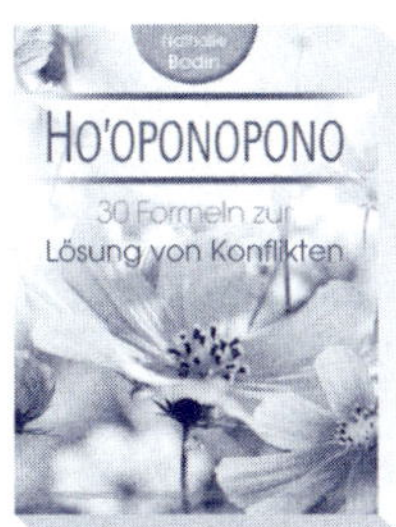

152 Seiten, mit Abbildungen,
4-fbg., Klappenbroschur
ISBN 978-3-89845-437-7
€ [D] 14,95

Nathalie Bodin

Ho'oponopono

30 Formeln zur Lösung von Konflikten

Entdecken Sie Ho'oponopono ganz praktisch für Ihren Alltag. Nathalie Bodin konzentriert sich auf das Wesentliche im hawaiianischen Vergebungsritual: die Lösung von Konflikten, wie dies in seinen historischen Anfängen der Fall war. Sie hat das ursprüngliche Ritual wiederaufgegriffen und an das moderne westliche Leben angepasst. Sie bringt uns Ho'oponopono nahe, indem sie uns an 30 alltäglichen Situationen zeigt, wie wir Konflikte erfolgreich mit der Energie des Verzeihens und des Reinigens auflösen können. Entdecken Sie die Weisheit des Ho'oponopono, die auf jeden Konflikt auch in Ihrem Leben anwendbar ist!

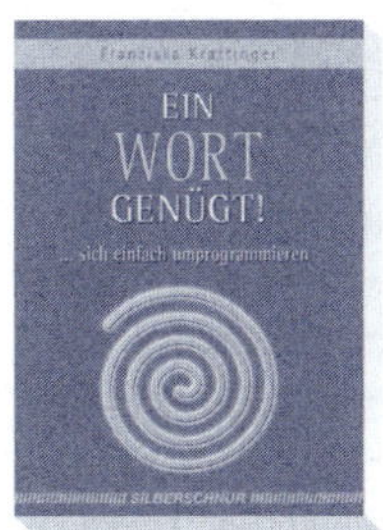

168 Seiten, Klappenbroschur
ISBN 978-3-89845-152-9
€ [D] 10,90

Franziska Krattinger

Ein Wort genügt!

... sich einfach umprogrammieren

Schalten Sie einfach um! – Manchmal genügt ein einziges Wort, um verborgene Haltungen ans Licht zu bringen oder Einstellungen zu ändern. Dabei gibt es spezielle Worte, die gleichsam eine magische Wirkung haben, da sie die Schlüssel zu unserem Unterbewusstsein sind: Schaltworte.

Schalten Sie einfach um und beobachten Sie die Veränderungen in Ihrem täglichen Leben, ohne dass Sie bewusst daran denken oder eine Vorstellung der Lösung haben müssten. Nutzen Sie die Kraft, eine Situation augenblicklich im besten und idealen Sinn zu verändern.

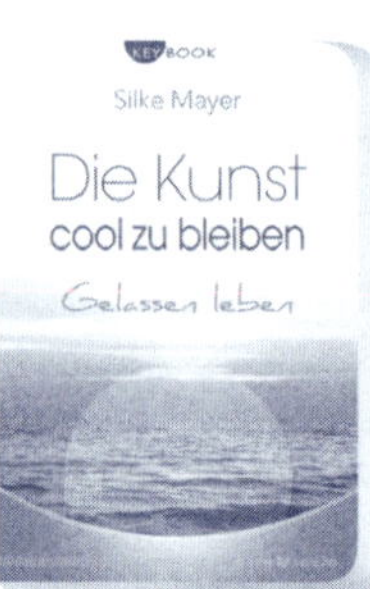

176 Seiten, broschiert, mit abgerundeten Ecken
ISBN 978-3-89845-603-6
€ [D] 11,00

Silke Mayer

Die Kunst, cool zu bleiben

Gelassen leben

In unserer hektischen Welt gehören Sorgen und Ärger zum Alltag. Dieses Buch beweist, dass es auch anders geht.
Antike Lebensweisheiten der stoischen Lehre machen dem Leser negative Reaktionen auf Stresssituationen bewusst, zugleich wird ihm eine relativierende – stoische – Sichtweise nahegebracht, die Ärger und Sorgen eindämmt oder gar nicht erst entstehen lässt.
Dargestellt wird ein breites Spektrum an ärgerlichen oder besorgniserregenden Situationen, in denen die Leser sich und ihre typische Denkweise wiederfinden können.

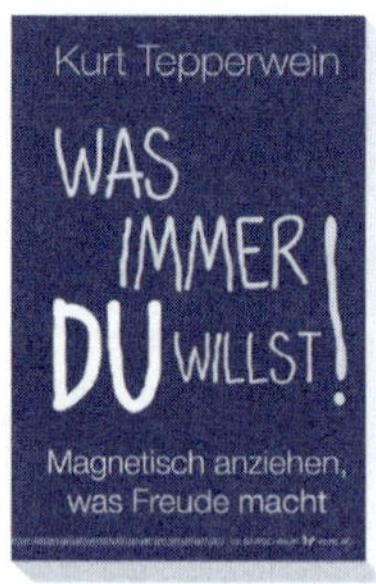

136 Seiten, broschiert
ISBN 978-3-89845-608-1
€ [D] 12,00

Kurt Tepperwein

Was immer du willst

Magnetisch anziehen, was Freude macht

Jeder Mensch besitzt magnetische Kräfte. Er strahlt nicht nur etwas aus, sondern verfügt auch über eine unbewusste Anziehungskraft. Mit Hilfe dieses Buches zeigt Ihnen Kurt Tepperwein, wie Sie Ihre Sinne schärfen und Ihre Magnetkräfte aktivieren können, um Ihrem Leben eine Richtung zu geben, die nicht nur befriedigend ist, sondern die Sie wirklich zufrieden und glücklich macht.
Wenn Sie also magnetisch anziehen wollen, was Freude macht, und sich nebenbei von alten Gewohnheiten trennen möchten, halten Sie das absolut richtige Buch in der Hand. Es ist an der Zeit, dass Sie bekommen, was immer Sie wollen!

Weiterführende Informationen zu Büchern, Autoren und den Aktivitäten des Silberschnur Verlages erhalten Sie unter: www.silberschnur.de

Natürlich können Sie uns auch gerne den Antwort-Coupon aus dem beiliegenden Lesezeichenflyer zusenden.

Ihr Interesse wird belohnt!